Mª Alejandra Asensio Ruiz
Manuel Soria Soto

Efectividad y seguridad del Dicloruro de Radio-223

Mª Alejandra Asensio Ruiz
Manuel Soria Soto

Efectividad y seguridad del Dicloruro de Radio-223

Modificaciones en su indicación

PUBLICIA

Imprint

Cover image: www.ingimage.com

Publisher:
PUBLICIA
is a trademark of
Dodo Books Indian Ocean Ltd. and OmniScriptum S.R.L publishing group

120 High Road, East Finchley, London, N2 9ED, United Kingdom
Str. Armeneasca 28/1, office 1, Chisinau MD-2012, Republic of Moldova, Europe
Printed at: see last page
ISBN: 978-3-639-55576-9

Efectividad y seguridad del Dicloruro de Radio-223

RESUMEN / PALABRAS CLAVE

Introducción: El Dicloruro de Radio-223 (Ra-223) es un radiofármaco emisor de partículas alfa cuya indicación autorizada en pacientes con cáncer de próstata resistente a castración con metástasis óseas (CPRCm) fue modificada en junio de 2018, debido a la aparición de interacciones farmacológicas con medicamentos habituales en CPRCm como abiraterona y prednisona/prednisolona. De esta forma, se restringió al uso en monoterapia o combinación con análogos de la hormona liberadora de hormona luteinizante, pasando a ser tratamiento de tercera línea en pacientes con CPRCm, por lo que falta evidencia sobre su efectividad y seguridad en este nuevo contexto.

Objetivo: Determinar y comparar la efectividad y seguridad del Ra-223 después de las modificaciones en su indicación en pacientes con CPRCm.

Materiales y métodos: Se diseña un estudio observacional retrospectivo sobre los pacientes tratados con Ra-223 desde marzo de 2016 hasta julio de 2021 en el Hospital Clínico Universitario Virgen de la Arrixaca. Se recopilarán datos demográficos, diagnósticos, terapéuticos y clínicos. La efectividad del radiofármaco será determinada mediante la supervivencia global y la supervivencia libre de progresión y se registrarán las reacciones adversas debidas al tratamiento para evaluar su seguridad.

Justificación/Aplicabilidad del estudio: Disponer de resultados de efectividad y seguridad del Ra-223 tras las modificaciones en su indicación permitirá a los clínicos prescriptores determinar la utilidad del tratamiento en tercera línea y valorar la necesidad de una buena selección de los pacientes para que el tratamiento sea más efectivo.

Palabras clave: Cáncer de próstata resistente a castración, Metástasis óseas, Radio-223, Supervivencia global, Supervivencia libre de progresión, Reacciones adversas.

ABSTRACT / KEYWORDS

Introduction: Radium-223 Dichloride (Ra-223) is an alpha particle emitting radiopharmaceutical whose authorized indication in patients with castration-resistant prostate cancer with bone metastases (mCRPC) was modified in June 2018, due to the appearance of pharmacological interactions with common medications in mCRPC such as abiraterone and prednisone/prednisolone. Thus, it was restricted to use as monotherapy or in combination with luteinizing hormone-releasing hormone analogues, becoming third-line treatment in patients with mCRPC, so there is a lack of evidence on its efficacy and safety in this new context.

Objective: To determine and compare the effectiveness and safety of Ra-223 after changes in its indication in patients with mCRPC.

Materials and methods: A retrospective observational study was designed on patients treated with Ra-223 from March 2016 to July 2021 at the Virgen de la Arrixaca University Clinical Hospital. Demographic, diagnostic, therapeutic and clinical data will be collected. The effectiveness of the radiopharmaceutical will be determined by overall survival and progression-free survival and adverse reactions due to treatment will be recorded to assess its safety.

Justification/Applicability of the study: Having the efficacy and safety results of Ra- 223 after changes in its indication will allow prescribing clinicians to determine the usefulness of third-line treatment and to assess the need for a good selection of patients so that the treatment more effective.

Keywords: Castration-resistant prostate cancer, Bone metastases, Radium-223, Overall survival, Progression-free survival, Adverse reactions.

ÍNDICE

GLOSARIO DE ABREVIATURAS

- **CaP:** Cáncer de Próstata.
- **CPRC:** Cáncer de Próstata Resistente a Castración.
- **CPRCm**: Cáncer de Próstata Resistente a Castración con metástasis óseas.
- **ECOG:** Eastern Cooperative Oncology Group.
- **FA:** Fosfatasa Alcalina.
- **LHRH:** Análogos de la hormona liberadora de hormona luteinizante.
- **PSA:** Antígeno Prostático Específico.
- **Ra-223:** Dicloruro de Radio-223.
- **SG:** Supervivencia Global.
- **SLP:** Supervivencia Libre de Progresión.

1. INTRODUCCIÓN.

1.1. Cáncer de Próstata Resistente a Castración (CPRC).

El cáncer de próstata (CaP) es el tumor más frecuente entre la población masculina occidental. Su incidencia subió en 1992, decreció hasta 1995 y posteriormente ha ido aumentando un 1% anual (1). El aumento en el análisis del antígeno prostático específico (PSA) puede ser una de las razones para este incremento pero también puede haber otros factores implicados (genéticos y ambientales) (2). La incorporación de la determinación del PSA como método de diagnóstico precoz permite detectar muchos casos de CaP en estadios iniciales, donde la prostatectomía o la radioterapia son fundamentales para eliminar el tumor cuando está localizado. Tendrá lugar una recaída bioquímica (PSA > 0,2 ng/ml después de prostatectomía) entre un 20 y un 40% de los pacientes que hayan recibido tratamiento local y de ellos, entre el 30 y el 70% sufrirá una progresión metastásica en los 10 años siguientes (3). Cuando el CaP se diagnostica en etapas avanzadas o progresa tras prostatectomía o radioterapia es difícil la eliminación de la enfermedad. De hecho, en la población masculina la segunda causa de muerte es el CaP en Norteamérica y en el mundo occidental, y la tercera en los países en vías de desarrollo (1).

En su fase de progresión, el tratamiento hormonal permite controlar los síntomas relacionados con la enfermedad. Sin embargo, cuando los pacientes se hacen resistentes a la supresión de andrógenos, casi todos progresan a estadios más avanzados de la enfermedad (4). Esto la resistencia a la castración. El Cáncer de Próstata Resistente a Castración (CPRC) es "aquel que cumple los criterios listados en la Tabla 1" (5).

Tabla 1. Criterios que definen al CPRC.

Testosterona < 50 ng/dl o 1.7 nmol/L).
Con una separación de al menos una semana, tres incrementos seguidos de PSA, del 50% sobre el nadir con un PSA por encima de 2 ng/ml.
4 semanas de supresión con antiandrógenos o una segunda manipulación hormonal hecha, con progresión del PSA (a pesar de manipulaciones hormonales consecutivas).
2 o más gammagrafías óseas positivas o progresión de las lesiones de tejidos blandos según criterios RECIST.

CPRC: Cáncer de Próstata Resistente a Castración; RECIST: Response Evaluation Criteria In Solid Tumors; PSA: antígeno prostático específico.

1.2. Tratamiento del Cáncer de Próstata Resistente a Castración con metástasis óseas (CPRCm).

Los pacientes con CPRCm, entre los años 2011 y 2014 han tenido una supervivencia inferior a 2 años, esta situación ha cambiado con el desarrollo de nuevos medicamentos como agentes hormonales (abiraterona, enzalutamida), quimioterapia (cabazitaxel) o radiofármacos (Ra-223), aumentando la supervivencia de 12-18 meses a 32-36 meses (6). Las opciones actuales de tratamiento para el CPRCm se incluyen a continuación:

- **Acetato de abiraterona (Zytiga®) más prednisona**. Es un agente hormonal que convierte la pregnenolona y progesterona a dehidroepiandrosterona y androstenodiona respectivamente mediante la inhibición selectiva e irreversible de la enzima

17α-hidroxilasa/C17,20-liasa (CYP17) reduciendo así los niveles de testosterona hasta niveles casi indetectables (7).

- **Enzalutamida (Xtandi®).** Su mecanismo de acción cosiste en la inhibición de varias rutas de señalización del receptor androgénico. En el ensayo ARCHES la supervivencia libre de progresión (SLP) superó en 19 meses al placebo (8).
- **Quimioterapia.** El docetaxel fue el primer tratamiento en incrementar la supervivencia global (SG), lo que lo convirtió en tratamiento de elección (9). El cabazitaxel puede usarse después de que docetaxel deje de funcionar.
- **Inmunoterapia.** Sipuleucel-T es una inmunoterapia celular autóloga aprobada para el tratamiento del CPRCm asintomático o mínimamente sintomático. Tres ensayos de fase III (D9901, D9902A y D9902B) confirmaron su eficacia, junto con un estudio complementario de fase II cruzado, APC8015F (10).
- **Radiofármacos.** Los radioisótopos como el samario-153 (11,12) y el estroncio- 89 (13,14), han sido durante mucho tiempo una opción terapéutica, ya sea como monoterapia o en combinación con quimioterapia, en el tratamiento del cáncer de próstata avanzado. Sin embargo, no se ha demostrado un beneficio de supervivencia, los radioisótopos ofrecen paliación sintomática. El Dicloruro de Radio-223 (Ra-223) es un mimético del calcio emisor alfa que se une al microambiente de las metástasis escleróticas con un rango de irradiación considerablemente más estrecho en comparación con los emisores beta y, por lo tanto, un menor riesgo de complicaciones hematológicas. Si bien la tasa de respuesta del PSA es baja (15) se observa una paliación del dolor dependiente de la dosis (16).

1.3. Dicloruro de Radio-223 (Ra-223).

El Ra-223 es un radiofármaco autorizado desde diciembre de 2013 e indicado para el tratamiento de pacientes adultos con CPRCm sintomáticas y sin metástasis viscerales conocidas (17).
La posología de este tratamiento consiste en 6 administraciones de 50 kBq/Kg, espaciadas cada 4 semanas. Debido a la elevada energía de las partículas alfa (80 keV/micrómetro) se van a destruir las células tumorales próximas al radio de irradición provocando un gran citotoxicidad. También va a dar lugar a efectos adicionales en los osteoblastos y osteoclastos adyacentes a la zona tumoral. Las partículas alfa del Ra-223 recorren menos de 100 micrómetros (< 10 diámetros celulares), lo que minimiza el daño
al tejido normal circundante (17).

1.3.1. Farmacología.

El Ra-223 es un mimético del calcio, por lo que se va a unir selectivamente al hueso, especialmente a zonas donde haya metástasis óseas, uniéndose a la hidroxiapatita ósea. Su período de semidesintegración es de 11,4 días. La desintegración del Ra-223 va a dar lugar a la emisión de un 95,3% de partículas alfa con una energía de entre 5 y 7,5 MeV y partículas beta en un 3,6% (17).

1.3.2. Eficacia y seguridad en ensayos clínicos.

La eficacia del Ra-223 ha sido determinada en un ensayo multicéntrico, aleatorizado y doble ciego en el que se incluyeron a 921 pacientes, se trata del estudio BC1-06, 15245 o ALSYMPCA en el que se comparó con el tratamiento convencional para el CPRCm (17,18).

Los resultados obtenidos de este ensayo en 2011 mostraron buenos resultados en la SG, con un incremento de 3,6 meses respecto al placebo y reduciendo el riesgo de muerte en un 30 % (17).

Los estudios que se han desarrollado en la práctica clínica sobre efectividad y seguridad reportan una menor SG de los pacientes tratados Ra-223 (19-22) con respecto a los resultados del ensayo ALYMSCA. Esto puede ser debido a que los pacientes seleccionados para el tratamiento están en estadios muy avanzados de la enfermedad.

Se han realizado estudios y revisiones bibliográficas para ayudar a la realización de guías clínicas que permitan una mejor selección de los pacientes a tratar, y así conseguir una mayor efectividad del tratamiento, considerando necesario incorporar el tratamiento lo antes posible y con el respaldo de un equipo multidisciplinar (23-30).

En un estudio de seguridad del ensayo ALSYMPCA se registraron las reacciones adversas debidas al Ra-223 en 600 pacientes. Se notificaron las siguientes reacciones adversas: náuseas (36%), diarrea (25%), vómitos (19%), trombocitopenia (12%), neutropenia (5%) y leucopenia (4%). Las reacciones adversas más graves son trombocitopenia y neutropenia (17).

Para la evaluación de la seguridad del Ra-223 en la práctica clínica, el grupo de Tema, G et al. (31) realizó un estudio que pone de manifiesto un incremento en las reacciones adversas hematológicas, gastrointestinales y metabólicas, probablemente debido al mal estatus de los pacientes. Para que el tratamiento sea más seguro y evitar reacciones adversas graves que lleven a la interrupción del tratamiento es necesario una buena selección del paciente apoyada por un equipo multidisciplinar (32).

1.3.3. Modificaciones en su indicación.

Se contraindicó el uso concomitante de Ra-223 con abiraterona en marzo de 2018, esta decisión fue adoptada la Agencia Española del Medicamento y Productos Sanitarios (AEMPS) debido a la aparición de un incremento en la mortalidad y el riesgo de fracturas óseas, por lo que se realizó el estudio ERA-223 para analizar la eficacia de la combinación con abiraterona, placebo y abiraterona (33). Tras la realización de los estudios necesarios, el Comité europeo para la evaluación de riesgos en farmacovigilancia (PRAC) recomienda una serie de indicaciones, siendo las más relevantes (34):

- Restringir la indicación autorizada de Ra-223 al tratamiento, en monoterapia o en combinación con análogos de hormona liberadora de hormona luteinizante (LHRH), de adultos con CPRCm y sin metástasis viscerales conocidas, en progresión después de recibir al menos dos líneas de tratamiento sistémico para este tipo de neoplasia, o para los que no exista otra alternativa terapéutica.
- Contraindicar su uso combinado con abiraterona y prednisona/prednisolona.
- En pacientes sin sintomatología y con apenas metástasis óseas no se recomienda la prescripción de Ra-223 o en tratamiento concomitante con otros medicamentos sistémicos diferentes a los análogos de la LHRH.

Tras estas modificaciones en su indicación, la selección de los pacientes se convierte en un reto aún más difícil para los clínicos. El estudio multicéntrico retrospectivo BIO-Ra (35) dividió a los pacientes tratados con Ra-223 en tres grupos en función de su situación clínica; bajo, intermedio y alto riesgo y comparó dentro de esos grupos la SG antes y después de las modificaciones. Después de las modificaciones, la SG fue más baja en todos los grupos. El grupo de bajo riesgo presentó mayor SG. Este estudio pone de manifiesto que es necesario administrar el tratamiento antes de que avance la enfermedad y por tanto, la necesidad de una adecuada selección del paciente para que el tratamiento sea más efectivo.

2. HIPÓTESIS

- Debido a que se ha restringido el uso del Ra-223 en tercera línea de tratamiento, serán tratados pacientes con peor situación clínica que los estudiados en los ensayos clínicos y anteriormente tratados en la práctica clínica, lo que conducirá a una disminución de la efectividad del Ra-223.
- Las reacciones adversas debidas al Ra-223 aumentarán después de las modificaciones en su indicación al tratarse de pacientes con peor pronóstico.

3. OBJETIVOS

- **Objetivo principal:**

- Determinar la efectividad, entendida como SG y SLP, del Ra-223 después de las modificaciones en su indicación en pacientes con CPRCm.

- **Objetivos secundarios:**

- Comparar la SG y la SLP de los pacientes con CPRCm tratados con Ra-223 antes y después de las modificaciones en su indicación.
- Describir y analizar la efectividad del Ra-223 a través de la reducción de los niveles de PSA.
- Describir y analizar la efectividad del Ra-223 a través de la reducción de la Fosfatasa Alcalina (FA).

- Describir y analizar la efectividad del Ra-223 a través del número de metástasis óseas.
- Describir y analizar la SG y SLP en diferentes subgrupos de pacientes con CPRCm según el ECOG (Eastern Cooperative Oncology Group).
- Describir y analizar la seguridad del Ra-223 a través de las reacciones adversas registradas.
- Describir y analizar la tolerabilidad del Ra-223 a través del número de pacientes que completan el tratamiento.

4. METODOLOGÍA.

4.1. Diseño del estudio.

Se diseña un estudio observacional retrospectivo unicéntrico que va a incluir a pacientes tratados con Ra-223 en el Hospital Clínico Universitario Virgen de la Arrixaca. Se van a recopilar datos demográficos, diagnósticos, terapéuticos y clínicos. La efectividad se va a determinar mediante la SG y la SLP y la seguridad mediante las reacciones adversas registradas de los pacientes con CPRCm tratados con Ra-223 antes y después de las modificaciones en su indicación.

4.2. Lugar y tiempo de ejecución.

El estudio se realizará sobre 53 pacientes tratados con Ra-223 en el Hospital Clínico Universitario Virgen de la Arrixaca durante un período 1 año de investigación. Los pacientes se agruparán en dos grupos según fueran tratados: Antes de las modificaciones en su indicación (desde marzo de 2016 hasta junio de 2018) y después de las modificaciones (desde julio de 2018 hasta julio de 2021).

4.3. Sujetos.

- **Criterios de inclusión.**

  - Varones adultos diagnosticados de CPRCm sintomáticas.
  - Tratados con al menos una dosis de Ra-223.

- **Criterios de exclusión.**

  - Metástasis óseas asintomáticas.
  - Metástasis viscerales.
  - Tratamiento concomitante con abiraterona o prednisona/prednisolona en pacientes con CPRCm tratados con Ra-223 después de las modificaciones en su indicación.

- **Tamaño muestral.**

El tamaño muestral se ha calculado con el programa informático Epidat 4.2 mediante un muestreo a partir de la media y la desviación estándar de la SLP descrita en el ensayo clínico ALSYMPCA (media 15,1; DS: 14) con un intervalo de confianza del 95% y una precisión del 4%. Se ha obtenido un tamaño muestral de 48 pacientes, a los que sumando un 10% de posibles pérdidas de información, resulta un tamaño muestral total de 53 pacientes. El reclutamiento de los pacientes se hará de acuerdo con los criterios de inclusión y de exclusión, se incluirá a todos los pacientes tratados con Ra-223 en el período de tiempo establecido. Antes de las modificaciones en su indicación se dispone de 32 pacientes y después de 21 pacientes potenciales. Debido a la naturaleza del estudio observacional, este tamaño muestral se considera apropiado para realizar un estudio preliminar.

4.4. Variables a estudio y recogida de datos.

De cada paciente se van a recoger las siguientes variables:

- Edad en años al inicio del tratamiento.
- Puntuación del paciente en la escala ECOG (36):
    - ECOG 0: El paciente se encuentra totalmente asintomático y es capaz de realizar un trabajo y actividades normales de la vida diaria.
    - ECOG 1: El paciente presenta síntomas que le impiden realizar trabajos arduos, aunque se desempeña normalmente en sus actividades cotidianas y en trabajos ligeros. El paciente solo permanece en la cama durante las horas de sueño nocturno.
    - ECOG 2: El paciente no es capaz de desempeñar ningún trabajo, se encuentra con síntomas que le obligan a permanecer en la cama durante varias horas al día, además de las de la noche, pero que no superan el 50% del día. El individuo satisface la mayoría de sus necesidades personales solo.
    - ECOG 3: El paciente necesita estar encamado más de la mitad

del día por la presencia de síntomas. Necesita ayuda para la mayoría de las actividades de la vida diaria como por ejemplo vestirse.

- ECOG 4: El paciente permanece encamado el 100% del día y necesita ayuda para todas las actividades de la vida diaria, como por ejemplo la higiene corporal, la movilización en la cama e incluso la alimentación.
- ECOG 5: Fallecido.

- Fecha de inicio de tratamiento.
- Fecha de fin de tratamiento.
- Fecha de progresión de la enfermedad.
- Fecha de fallecimiento.
- Dosis administrada en Megabequerelios (MBq).
- Número de dosis administradas.
- PSA al inicio del tratamiento en ng/ml.
- PSA al finalizar el tratamiento en ng/ml.
- FA al inicio del tratamiento en ng/ml.
- FA al finalizar el tratamiento en ng/ml.
- Número de metástasis óseas al inicio del tratamiento: se determinará mediante gammagrafía ósea.
- Número de metástasis óseas al finalizar el tratamiento: se determinará mediante gammagrafía ósea.
- Reacciones adversas clasificadas de la siguiente manera: óseas, hematológicas, gastrointestinales y otras.

Una vez recogidas las variables se procederá a calcular:

- SLP: tiempo en meses desde el inicio del tratamiento hasta el inicio de la progresión de la enfermedad. Considerándose progresión la aparición de nuevas metástasis óseas y elevación del PSA. Se calculará mediante la diferencia entre la fecha de progresión de la enfermedad y la fecha de inicio de tratamiento.

- SG: tiempo en meses de supervivencia desde el inicio del tratamiento. Se calculará mediante la diferencia entre la fecha de fallecimiento y la fecha de inicio del tratamiento.

Todas estas variables de los pacientes se registrarán en un cuaderno de recogida de datos en formato Excel tras una revisión exhausta de la Historia Clínica de los pacientes, a través del programa informático del hospital SELENE (ANEXO I).

4.5. Análisis de datos.

Las variables cualitativas o categóricas se expresarán mediante porcentajes, que serán representadas con gráficas de sectores o barras para una mejor percepción de los resultados. Todo este análisis se lleva a cabo con el programa IBM- SPSS (Armonk, NY, USA). Si las variables cuantitativas siguieran una distribución normal se expresarán mediante la media y la desviación estándar, si las variables no siguen esta distribución, se utilizará la mediana y los percentiles 25 y 75. Se utiliza la prueba de Kolmogorov-Smirnov para comprobar qué tipo de distribución siguen las variables y para verificar o no la normalidad. Para analizar las diferencias en la distribución de variables cualitativas se empleará el test chi-cuadrado o la prueba exacta de Fisher. Para comprobar el grado de significación entre las variables cuantitativas se empleará la prueba de T-Student si la distribución es normal y en el caso de que la distribución no sea normal se utilizará el test de U Mann-Whitney.

Para comparar la SG y SLP antes y después de las modificaciones en su indicación y entre los diferentes grupos de ECOG se empleará el estimador de Kaplan-Meier con la prueba Log-Rank. Los valores p considerados significativos fueron aquellos inferiores a 0,05.

4.6. Dificultades y limitaciones.

Las principal limitación del estudio es el tamaño muestral, al ser reducido en comparación con la literatura revisada limitará el análisis estadístico.

Tendrá las dificultades propias de estudio unicéntrico, lo cual además de limitar el tamaño de la muestra puede incrementar la posibilidad de errores sistemáticos (a nivel del manejo clínico como puede ser la selección de los pacientes a tratar). Además se dispone de un menor número de pacientes después de las modificaciones en su indicación clínica, a pesar de hacer un seguimiento de un año más, esto se debe al cambio a tercera línea de tratamiento, esto podría dar lugar a sesgos al comparar la efectividad y seguridad de los pacientes tratados con Ra-223 antes y después de las modificaciones. Por todo ello, se plantea hacer posteriormente un diseño de estudio multicéntrico para disponer de un mayor tamaño muestral.

Otras limitaciones incluyen el registro de las reacciones adversas, pues es probable que algunas no se hayan registrado en la historia clínica del paciente o la imposibilidad de calcular la SG a los pacientes no fallecidos a lo largo del estudio. Esto podría solventarse alargando el estudio de forma prospectiva.

A pesar de todo ello, el presente estudio nos servirá para hacer una primera aproximación y disponer de resultados preliminares que podrían dar lugar a su ampliación en un estudio multicéntrico.

5. ASPECTOS ÉTICOS.

De acuerdo a la declaración de Helsinki, actualizada en la Asamblea General de Brasil (2013), se tendrán presentes los principios éticos de la investigación en seres humanos. En concordancia con la ley de protección de datos 15/1999 (BOE 1999, nº 289) se respetará la confidencialidad y la información de carácter personal de los pacientes reclutados. El estudio se someterá a la aprobación por el Comité de Ética del Hospital Clínico Universitario Virgen de la Arrixaca y no se iniciará ninguna actividad antes de contar con el certificado de aprobación correspondiente. Al tratarse de un estudio observacional retrospectivo que no requiere de entrevista personal, no supone riesgos para la salud del paciente y la localización de los pacientes podría ser limitada, comprometiendo la viabilidad del estudio se solicitará al Comité la exención del consentimiento informado (ANEXO I y II).

6. PLAN DE TRABAJO.

Se seguirá un cronograma de trabajo estipulado para 1 año, tal y como se detalla en la Tabla 2.

Tabla 2. Cronograma del plan de trabajo.

Objetivo	Actividades/Tareas	Participantes	Meses
1ª Fase	• Revisión bibliográfica. • Presentación proyecto al Comité de Ética de Investigación con medicamentos (CEIm). • Elaboración de un cuaderno de recogida de datos . • Asignación de médico nuclear para determinar el número de metástasis óseas antes y después del tratamiento con Ra- 223.	Mª Alejandra Asensio Ruiz.	2 meses
2ª Fase	• Reclutamiento de pacientes. • Recopilación de datos.	Mª Alejandra Asensio Ruiz. Médico nuclear asignado. Residente de tercer año Unidad de Radiofarmacia.	4 meses
3ª Fase	• Estadística de los datos y evaluación de los resultados.	Mª Alejandra Asensio Ruiz.	3 meses
4ª Fase	• Presentación de resultados para valoración científica. • Elaboración de una memoria para su posterior publicación. • Envío de la memoria a revistas y congresos de interés con el mayor impacto posible.	Mª Alejandra Asensio Ruiz. Residente de tercer año Unidad de Radiofarmacia.	3 meses

7. PRESUPUESTO.

Se dispone de medios personales, infraestructura, equipamiento informático, etc. que van a garantizar la viabilidad del proyecto.

- **Gastos personales**: se cuenta con especialistas en radiofarmacia y medicina nuclear y estadísticos que son investigadores colaboradores del Hospital Clínico Universitario Virgen de la Arrixaca que no supondrán un coste adicional al estudio.
- **Gastos de ejecución**: al tratarse de un estudio observacional con datos ya registrados preexistentes y disponibles en los programas informáticos del hospital no se requerirá de financiación.
- **Gastos de difusión**: los resultados obtenidos del estudio se difundirán en revistas científicas y congresos nacionales e internacionales. Esto requerirá de financiación que se detalla en la Tabla 3.

Tabla 3. Presupuesto solicitado desglosado por partidas.

Partida de Inscripciones	
Revistas.	1.200,00 €
Congresos Nacionales e Internacionales para dos investigadores del proyecto.	1.300,00 €
Subtotal	**2.500,00 €**
Partida de Viajes y Dietas	
Congreso Nacional e Internacional para comunicación de resultados. Para dos investigadores del proyecto.	1.500,00 €
Subtotal	**1.500,00 €**
Total partidas	**4.000,00 €**
Costes indirectos (10%)	**400,00 €**
TOTAL solicitado	**4.400,00 €**

8. DISCUSIÓN DE LOS RESULTADOS ESPERADOS.

8.1. Relevancia clínica.

De acuerdo con lo descrito en la bibliografía (35) y lo observado en la práctica clínica, se espera que la efectividad y seguridad del Ra-223 sean inferiores después de las modificaciones en su indicación.
Al solo poder usarse en tercera línea de tratamiento, los pacientes están en estadios más avanzados de la enfermedad si lo comparamos con los pacientes de los ensayos clínicos y esto hace que no se estén obteniendo los resultados esperados de SG y SLP.
Lo que se pretende con este estudio es poner de manifiesto a los clínicos prescriptores los cambios en la efectividad y seguridad del Ra-223 después de las modificaciones en su indicación y la necesidad de realizar guías que garanticen una buena selección del paciente para que el tratamiento sea más efectivo y seguro.

8.2. Recomendaciones para futuras investigaciones.

Para futuras investigaciones se recomienda hacer un estudio multicéntrico de manera que se disponga de un mayor tamaño muestral y se pueda extrapolar a la mayoría de los hospitales para que los resultados sean lo más representativos posible de la población.

9. BIBLIOGRAFÍA

1. Jemal A, Bray F, Center MM, Ferlay J, Ward E, Forman D. Global cancer statistics. CA Cancer J Clin. 2011; 61(2):69–90.

2. Cooperberg MR, Moul JW, Carroll PR. The changing face of prostate cancer. J Clin Oncol. 2005; 23(32):8146–51.

3. Uchio EM, Aslan M, Wells CK, Calderone J, Concato J. Impact of biochemical recurrence in prostate cancer among US veterans. Arch Intern Med. 2010; 170(15):1390–5.

4. Eisenberger MA, Simon R, O'Dwyer PJ, Wittes RE, Friedman MA. A reevaluation of nonhormonal cytotoxic chemotherapy in the treatment of prostatic carcinoma. J Clin Oncol. 1985; 3(6):827–41.

5. Al-Ezzi EM, Alqaisi HA, Iafolla MAJ, Wang L, Sridhar SS, Sacher AG, et al. Clinicopathologic factors that influence prognosis and survival outcomes in men with metastatic castration-resistant prostate cancer treated with Radium-223. Cancer Med. 10(17):5775–82.

6. Sociedad Española de Oncología Médica. Mayor supervivencia global en cáncer de próstata avanzado gracias a los avances farmacológicos y la radioterapia. 2018; 3.

7. Pal SK, Sartor O. Phase III data for abiraterone in an evolving landscape for castration- resistant prostate cancer. Maturitas. 2011; 68(2):103–5.

8. FT Xtandi. Anexo I: Ficha técnica o resumen de las características del producto 1. Agencia Española del Medicamento. 2017; 1–90.

9. Alcaraz A, Medina R, Maroto P, Climent MÁ, Castellano D, Carles J. [Castration-resistant prostate cancer: where are we going?]. Actas Urol Esp.2012; 36(6):367–74.

10. George DJ, Nabhan C, DeVries T, Whitmore JB, Gomella LG. Survival Outcomes of Sipuleucel-T Phase III Studies: Impact of Control-Arm Cross-Over to Salvage Immunotherapy. Cancer Immunol Res. 2015; 3(9):1063–9.

11. Collins C, Eary JF, Donaldson G, Vernon C, Bush NE, Petersdorf S, et al. Samarium-153-EDTMP in bone metastases of hormone refractory prostate carcinoma: a phase I/II trial. J Nucl Med. 1993; 34(11):1839–44.
12. Sartor O, Reid RH, Hoskin PJ, Quick DP, Ell PJ, Coleman RE, et al. Samarium-153-Lexidronam complex for treatment of painful bone metastases in hormone-refractory prostate cancer. Urology. 2004; 63(5):940–5.
13. James ND, Pirrie SJ, Pope AM, Barton D, Andronis L, Goranitis I, et al. Clinical Outcomes and Survival Following Treatment of Metastatic Castrate-Refractory Prostate Cancer With Docetaxel Alone or With Strontium-89, Zoledronic Acid, or Both: The TRAPEZE Randomized Clinical Trial. JAMA Oncol. 2016; 2(4):493–9.
14. Oosterhof GON, Roberts JT, de Reijke TM, Engelholm SA, Horenblas S, von der Maase H, et al. Strontium(89) chloride versus palliative local field radiotherapy in patients with hormonal escaped prostate cancer: a phase III study of the European Organisation for Research and Treatment of Cancer, Genitourinary Group. Eur Urol. 2003; 44(5):519–26.
15. Nilsson S, Franzén L, Parker C, Tyrrell C, Blom R, Tennvall J, et al. Bone-targeted radium-223 in symptomatic, hormone-refractory prostate cancer: a randomised, multicentre, placebo-controlled phase II study. Lancet Oncol. 2007; 8(7):587–94.
16. Nilsson S, Strang P, Aksnes AK, Franzèn L, Olivier P, Pecking A, et al. A randomized, dose-response, multicenter phase II study of radium-223 chloride for the palliation of painful bone metastases in patients with castration-resistant prostate cancer. Eur J Cancer. 2012; 48(5):678–86.
17. FT Xofigo. Anexo I: Ficha técnica o resumen de las características del producto 1. Agencia Española del Medicamento. 2013;1–36.
18. Parker C, Nilsson S, Heinrich D, Helle SI, O'Sullivan JM, Fosså SD, et al. Alpha emitter radium-223 and survival in metastatic prostate cancer. N

Engl J Med. 2013; 369(3):213–23.

19. Parikh S, Murray L, Kenning L, Bottomley D, Din O DS, et al. Real-world Outcomes and Factors Predicting Survival and Completion of Radium 223 in Metastatic Castrate-resistant Prostate Cancer. Clin Oncol. 2018; 30(9):548–55.

20. Wong WW, Anderson EM, Mohammadi H, Daniels T.B., Schild SE, Keole SR, et al. Factors Associated with Survival Following Radium-223 Treatment for Metastatic Castration-resistant Prostate Cancer. Clin Genitourin Cancer. 2017; 15(6):e969–75.

21. Kuppen MC, Westgeest HM, Van der Doelen MJ, Van den Eertwegh AJ, Coenen JL, Aben KK, et al. Real-world outcomes of radium-223 dichloride for metastatic castration resistant prostate cancer. Future Oncol.2020; 16(19):1371–84.

22. Frantellizzi V, Monari F, Mascia M, Costa R, Rubini G, Spanu A, et al. Validation of the 3-variable prognostic score (3-PS) in mCRPC patients treated with 223Radium-dichloride: a national multicenter study. Ann Nucl Med. 2018; 34(10):772–80.

23. Parker C, Heidenreich A, Nilsson S, Shore N. Current approaches to incorporation of radium-223 in clinical practice. Prostate Cancer Prostatic Dis. 2018; 21(1):37–47.

24. Cookson MS, Roth BJ, Dahm P, Engstrom C, Stephen J, Hussain M. CÁNCER DE PRÓSTATA RESISTENTE A LA CASTRACIÓN : GUÍA DE LA ASOCIACIÓN UROLÓGICA AMERICANA (AMERICAN UROLOGICAL ASSOCIATION, AUA) Asociación Urológica Americana (AUA) Cáncer de Próstata Resistente a la. Directrices la AUA. 2018; 6(3):1-29.

25. Bauckneht M, Rebuzzi SE, Signori A, Donegani MI, Murianni V, Miceli A et al. The Prognostic Role of Baseline Metabolic Tumor Burden

and Systemic Inflammation Biomarkers in Metastatic CastrationResistant Prostate Cancer Patients Treated with Radium-223: A Proof of Concept Study. Cancers (Basel). 2020; 12(11):3213.

26. Al-Ezzi EM, Alqaisi HA, Iafolla MAJ, Wang L, Sridhar SS, Sacher AG, et al. Clinicopathologic factors that influence prognosis and survival outcomes in men with metastatic castration-resistant prostate cancer treated with Radium-223. Cancer Med. 2021; 10(17):5775–82.

27. Van der Zande K, Oyen WJG, Zwart W, Bergman AM. Radium-223 Treatment of Patients with Metastatic Castration Resistant Prostate Cancer: Biomarkers for Stratification and Response Evaluation. Cancers. 2021; 13(17):4346.

28. Frantellizzi V, Monari F, Mascia M, Costa R, Rubini G, Spanu A, et al. Validation of the 3-variable prognostic score (3-PS) in mCRPC patients treated with 223Radium-dichloride: a national multicenter study. Ann Nucl Med. 2020; 34(10):772–80.

29. Bauckneht M, Capitanio S, Donegani MI, Zanardi E, Miceli A, Murialdo R et al. Role of Baseline and Post-Therapy 18F-FDG PET in the Prognostic Stratification of Metastatic Castration-Resistant Prostate Cancer (mCRPC) Patients Treated with Radium-223. Cancers (Basel). 2019; 12(1):31.

30. Bauckneht M, Lai R, D'Amico F, Miceli A, Donegani MI, Campi C, et al. Opportunistic skeletal muscle metrics as prognostic tools in metastatic castration-resistant prostate cancer patients candidates to receive Radium-223. Ann Nucl Med. 2022; 36(4):373–83.

31. Tema G, Lombardo R, Voglino O, Sica A, Baldassarri V, Nacchia A, et al. Adverse events related to radium-223 treatment: "Real-life" data from the Eudra-Vigilance database. Minerva Urol Nephrol. 2021; 73(3):342–8.

32. Jacene H, Gomella L, Yu EY, Rohren EM. Hematologic Toxicity From Radium-223 Therapy for Bone Metastases in Castration-Resistant Prostate

Cancer: Risk Factors and Practical Considerations. Clin Genitourin Cancer. 2018; 16(4):e919–26.
33. Smith M, Parker C, Saad F, Miller K, Tombal B, Ng QS, et al. Addition of radium-223 to abiraterone acetate and prednisone or prednisolone in patients with castration-resistant prostate cancer and bone metastases (ERA 223): A randomised, double-blind, placebo-controlled, phase 3 trial. Lancet Oncol. 2019; 20(3):408-19.
34. Nota Informativa Agencia Española del Medicamento y Productos Sanitarios. Xofigo (Dicloruro de Radio-223): Nuevas recomendaciones sobre restricciones de uso. Recomendaciones del Comité europeo para la evaluación de riesgos en farmacovigilancia (PRAC). 2018; 1-3.
35. Bauckneht M, Rebuzzi SE, Ponzano M, Borea R, Signori A, Frantellizzi V, et al. Prognostic Value of the BIO-Ra Score in Metastatic Castration-Resistant Prostate Cancer Patients Treated with Radium-223 after the European Medicines Agency Restricted Use: Secondary Investigations of the Multicentric BIO-Ra Study. Cancers (Basel). 2022; 14(7):1744.
36. Oken MM, Creech RH, Tormey DC, Horton J, Davis TE, McFadden ET, et al. Toxicity and response criteria of the Eastern Cooperative Oncology Group. Am J Clin Oncol 1982; 5: 649-55.

10. ANEXOS.

➢ <u>ANEXO I</u>

CUADERNO DE RECOGIDA DE DATOS

Título del proyecto:	Efectividad y seguridad del Dicloruro de Ra-223 después de las modificaciones en su indicación.
Versión y fecha:	Versión 1.0 de 11 de junio de 2022.
Investigador principal:	Mª Alejandra Asensio Ruiz.
Servicio:	Radiofarmacia.
Centro:	Hospital Clínico Universitario Virgen de la Arrixaca.

Datos sociodemográficos

Fecha de nacimiento:

Edad al inicio del tratamiento (años):

Datos Clínicos y diagnósticos

Nº de Historia
Clínica:
Diagnóstico:
ECOG:

Línea de tratamiento:

Dosis de Ra-223 (MBq):

Nº de dosis administradas:

Línea de tratamiento:

Fecha de inicio de
tratamiento:

Fecha fin de tratamiento:
Fecha de progresión de la
enfermedad:
Fecha de fallecimiento:
PSA al inicio del
tratamiento:
PSA al finalizar el
tratamiento:
FA al inicio del
tratamiento:
FA al finalizar el

tratamiento:

Nº de metástasis óseas al inicio del tratamiento:

Nº de metástasis óseas al finalizar el tratamiento:

SLP:

SG:

Reacciones Adversas hematológicas:

Reacciones Adversas gastrointestinales:

Reacciones Adversas óseas:

Otras Reacciones Adversas:

➢ ANEXO I

SOLICITUD DE EXENCIÓN DE CONSENTIMIENTO INFORMADO

Estudio de Referencia:

Título: "Efectividad y seguridad del Dicloruro de Ra-223 después de las modificaciones en su indicación".

Código de protocolo: (si aplica)

Promotor: (si aplica)

Persona Investigadora Principal: Mª Alejandra
Asensio Ruiz Investigadores colaboradores: (si
aplica) Servicio de: Radiofarmacia.
Centro: Hospital Clínico Universitario Virgen de la Arrixaca.

D./Dña. Mª Alejandra Asensio Ruiz con domicilio en, teléfono:
Fax:
Correo electrónico:

EXPONE:

Que desea llevar a cabo el proyecto de investigación referenciado en el encabezamiento utilizando datos de pacientes de registros clínicos.

A continuación se exponen las opciones más frecuentes para seleccionar por el investigador. (Borrar la opción que NO proceda o incluir una nueva justificada).

OPCIÓN 2

Que el diseño del estudio no implica riesgos para los participantes.

Que es un estudio retrospectivo y abarca un periodo de 1 año (2022 a 2023) y resulta prácticamente imposible recoger los consentimientos informados de todos los sujetos del estudio; por lo que el requisito de consentimiento individual haría impracticable la realización del estudio.

Breve explicación que personalice la exención del CI:

Que adjunta una Declaración de cumplimiento de la Ley Orgánica 3/2018, de Protección de datos de datos de carácter personal.

SOLICITA:

La exención de solicitar el consentimiento informado a los pacientes incluidos en este estudio para la realización del proyecto de investigación.

En Murcia, a de de 2022

Fdo.: D./Dña. Mª Alejandra
Asensio Ruiz. Investigador/a
Principal

➢ **ANEXO II**

DECLARACIÓN DEL INVESTIGADOR DE CUMPLIMIENTO DE LA LEY ORGÁNICA 3/2018 DE PROTECCIÓN DE DATOS DE CARÁCTER PERSONAL

Estudio de Referencia:

Título: "Efectividad y seguridad del Dicloruro de Ra-223 después de las modificaciones en su indicación".

Código de protocolo: (si aplica)

Promotor: (si aplica)

Persona Investigadora Principal: Mª Alejandra Asensio Ruiz. Investigadores colaboradores: (si aplica) Servicio de:

Centro: Hospital Clínico Universitario Virgen de la Arrixaca.

D./Dña. Mª Alejandra Asensio Ruiz para su participación en el estudio de referencia, hace constar:

Que en el tratamiento de los datos de los pacientes que se generen en el desarrollo del citado estudio, se cumple la Ley Orgánica 3/2018, de Protección de Datos de Carácter Personal y su normativa de desarrollo.

En Murcia, a de de 2022.

Fdo.: D./Dña. Mª Alejandra Asensio Ruiz.

Investigador/a Principal

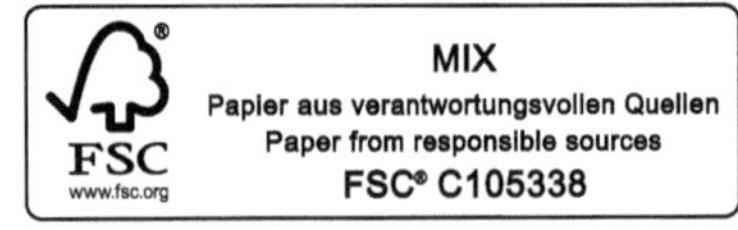

Printed by Books on Demand GmbH, Norderstedt / Germany